GUIDE MÉDICAL

AUX

EAUX MINÉRALES

DE

VALS-LES-BAINS

PAR LE Docteur CHABANNES

De la Faculté de Paris

ANCIEN MÉDECIN INSPECTEUR

Membre correspondant
De la Société d'hydrologie médicale de Paris,
Des Sociétés de médecine de Lyon, Marseille, etc.
Lauréat de l'Académie de médecine.
Médecin consultant.

—

IIe ÉDITION

—

PRIVAS

IMPRIMERIE DU « PATRIOTE », BREVETÉE

—

1884

GUIDE MÉDICAL

AUX

EAUX MINÉRALES

DE

VALS-LES-BAINS

PAR LE Docteur CHABANNES

De la Faculté de Paris

ANCIEN MÉDECIN INSPECTEUR

Membre correspondant
De la Société d'hydrologie médicale de Paris,
Des Sociétés de médecine de Lyon, Marseille, etc.
Lauréat de l'Académie de médecine.
Médecin consultant.

—

IIe ÉDITION

—

PRIVAS

IMPRIMERIE DU « PATRIOTE », BREVETÉE

—

1884

DU MÊME AUTEUR

ETUDES SUR LA SOURCE DOMINIQUE, in-8. Lyon 1862, imp. Vingtrinier.

TRAITÉ DES EAUX MINÉRALES DE VALS, in-8. 1865.

VALS EN 1868, in-8. Lyon 1868, imp. Vingtrinier.

LA VACCINATION ET LA REVACCINATION OBLIGATOIRES, lu au Congrès médical de Lyon. Septembre 1872. Lyon, imp. Vingtrinier.

GUIDE MÉDICAL AUX EAUX DE VALS. 1875. Lyon, imp. Vingtrinier.

HISTORIQUE DES EAUX MINÉRALES DE VALS-LES-BAINS A L'ACADÉMIE DE MÉDECINE. 1883. Lyon, imp. Waltener.

GUIDE MÉDICAL

AUX

EAUX DE VALS

CHAPITRE Iᵉʳ

Vals station, comme le désignait ma première édition, en d'autres termes *Vals-les-Bains*, comme depuis, j'ai fait officiellement dénommer la commune (Voir la délibération du conseil municipal du 12 novembre 1876 et le décret présidentiel du 11 mai 1878), est une petite ville de deux mille âmes environ ; elle est parcourue dans toute sa longueur, du nord au sud, par la route départementale n° 1. Elle est à l'entrée d'une gracieuse vallée au milieu de laquelle coule le torrent de *la Volane*, parallèlement à la route d'un côté, à une longue avenue plantée d'arbres, de l'autre, et à deux ou trois cents mètres de son confluent avec la rivière d'Ardèche.

Vals est à 708 kilomètres de Paris, à quatre ou cinq cents mètres de la gare, *Vals-les-Bains-Labégude*, chemin de fer de Lyon à Alais, embranchement de Vogué.

Le trajet de Paris à Vals se fait en seize ou dix-huit heures.

Vals est à 250 mètres d'altitude. Sa position intermédiaire entre les stations méridionales d'hiver et celles de la zône centrale de la France permet d'y suivre une cure efficace dès le mois d'avril jusque fin octobre ; il doit à l'abri que lui forment les montagnes environnantes une douceur de climat remarquable.

Ces notions sommaires sur la question météorologique et climatologique du pays se répandant de plus en plus, augmentent, chaque année, le nombre des baigneurs et des touristes du printemps et de l'automne. Les nombreuses sources de Vals toujours ouvertes au public, ses établissements de bains minéraux, de boues arsénicales, d'hydrothérapie complète et de douches ou inhalations d'acide carbonique, justifient l'affluence des baigneurs.

N'est-il pas raisonnable, en effet, que les traitements hydrothérapiques soient faits de préférence dans un lieu comme Vals, à climat tempéré, pourvu de nombreux hôtels qui permettent au malade de s'affranchir de tous les inconvénients du monopole? Dans un lieu pourvu de sources variées de compositions chimiques et d'effets thérapeutiques? Ces conditions climatériques de Vals, le rapprochement de cette station du chemin de fer de Lyon à Marseille, sont de plus en plus mis à profit, dès la fin d'avril, ou commencement de mai, par les malades ou les valétudinaires qui abandonnent les stations d'hiver pour gagner les régions plus froides du Nord, et vice-versa, dès le mois de septembre, par ceux qui du nord se rendent aux stations hivernales du midi ; les uns et les autres font à Vals un séjour d'acclimatation salutaire et préviennent ainsi les dangers inhérents à toute transition trop brusque d'un climat à un autre.

La température du mois de septembre est la plus uniforme. C'est le plus beau mois de l'année. Généralement, le printemps et surtout l'automne, offrent une longue succession de beaux jours, même dans les jours les plus chauds, du quinze juillet au dix août, les habitants du midi accourent à Vals pour jouir de la fraîcheur relative de ses nuits et de ses ombrages.

Nous l'avons dit, de nombreux hôtels, et des logements particuliers satisfaisant aux convenances de chacun, sont ouverts toute l'année.

Les eaux de Vals ont une température de 12 à 17 degrés centigrades, selon les sources. Cette température est constante. Elles lui doivent, ainsi qu'à l'acide carbonique dont elles sont saturées, les lointains transports avec le moins d'altération possible. Administrées sur place, elles lui doivent surtout leurs effets curatifs si prononcés dans les maladies chroniques, lesquelles sont, chacun le sait, d'essence très généralement atonique.

Elles émergent d'un sol schisteux ancien, parcouru dans tous les sens par des filons feldspathiques quartzeux. Les cônes volcaniques qui abondent dans la région, leurs soulèvements et les dislocations qui les ont suivis, expliquent pourquoi les forages pratiqués le plus à l'aveugle font très fréquemment jaillir des sources minérales. Celles-ci émergent à des profondeurs variables dont aucune ne dépasse toutefois quatre-vingt-dix ou cent mètres. Un certain nombre coulent naturellement à la surface du sol, circonstance trop favorable et trop exceptionnelle pour n'être pas notée; l'étui quartzeux qui sert de cheminée d'ascension aux sources de Vals leur assure, on le comprend, une pureté, une intégrité de composition à l'abri de tout soupçon. L'ébullition que l'œil constate au sommet de toutes ces cheminées est provoquée par le gaz acide carbonique dont l'abondance est l'unique cause de l'ascension de l'eau, comme il provoque également l'échappement de l'eau ou du vin quand on débouche une bouteille d'eau de Seltz ou de Champagne.

Nous établirons plus loin que la caractéristique chimique et thérapeutique des eaux de Vals est de se ranger naturellement en trois *groupes* distincts : ·

Dans le premier, se rangent les eaux bi-carbonatées sodiques à minéralisation *forte* et *moyenne*.

Dans le second, se rangent les eaux à minéralisation *faible*.

Dans le troisième, sont les sources *arsénicales ferrugineuses*.

Deux établissements thermaux représentent, avec l'installation hydrothérapique, la médication externe

de la station. Ils sont pourvus d'appareils hydrothé-
rap:ques complets, l'eau alcaline se rend dans les
baignoires, où elle est réchauffée par son coupage
avec de l'eau douce chauffée. C'est le même mode
qu'à Vichy. Les recherches sur place auxquelles se
livra le professeur Dupasquier en 1845, sur les sources minérales, *Chloé* et ses dérivées, établirent qu'un
tel procédé de coupage n'altérait aucunement la
constitution chimique du bain.

Les douches froides et chaudes et leurs variétés, les
bains de siège à eau courante et dormante, froide ou
chaude, les douches ascendantes rectales, vaginales
se trouvent à des degrés divers de bonne installation (1).

Le bain *arsenico-ferrugineux* de Vals mérite une
mention à part. Nous donnons plus loin l'analyse
chimique de l'eau arsenico-ferrugineuse dans le
tableau des analyses des eaux de Vals. On désigne
encore ce bain sous le nom de *bain rouge* à cause de
la couleur ocracée de son eau et de l'énorme quantité de poudre rouge impalpable qui se précipite sur
la surface cutanée du baigneur.

A Vals, on peut encore disposer d'aspirations, douches oculaires, nasales, auriculaires, pharyngiennes,
vaginales, bains entiers de gaz acide carbonique. Ce
gaz est reçu directement dans un gazomètre que l'on
met à volonté en communication avec la source

Alexandre, la source de Vals qui présente le plus grand débit, vingt litres par minute. Sa richesse en gaz est telle, qu'elle remplit un gazomètre de la capacité de deux mètres en trois minutes.

La source *Chloé* thermalisée, filet détourné de la source mère, qui se réchauffe dans un serpentin sans éprouver aucune perte, apporte aussi son contingent d'utilité. La Chloé *thermalisée* rend des services dans les cas, rares il est vrai, où la température froide des autres sources n'est pas tolérée. L'usage en boisson des eaux de Vals est gratuit pendant la saison thermale. L'eau de chaque source est servie aux malades par une femme préposée à la buvette.

Des renseignements qui précèdent, il ressort que la cure de Vals est à la fois interne et externe.

Dans l'immense majorité des cas elle est mixte.

La caractéristique thérapeutique des eaux de Vals découle naturellement de leur caractéristique chimique. C'est pourquoi nous plaçons ici, sous les yeux, le tableau synoptique de leurs diverses minéralisations.

Ne pouvant reproduire les fastidieuses analyses de nos soixante et dix sources environ, nous nous bornons à en présenter quatre qui serviront de type suffisant à établir la valeur des richesses de Vals. Le lecteur suppléera facilement par la pensée les minéralisations intermédiaires, et reconstituera ainsi la

gamme complète qui distingue, ou mieux qui carac-
térise les bi-carbonatées-sodiques de Vals, lesquelles,
par leur voisinage des sources arsénicales proprement dites, constituent un ensemble de ressources
thérapeutiques que ne possède aucune autre station
connue.

**Tableau synoptique des compositions chimiques des
trois groupes d'eaux minérales de Vals-les-Bains.**

SOURCES BI CARBONATÉES SODIQUES DE VALS-LES-BAINS	Iᵉʳ GROUPE MINÉRALISATION		IIᵉ GROUPE MINÉRALISATION Faible
	Forte Analyse de Clénard	Moyenne Analyse de Glénard	Analyse de Dupasquier
Bi-carbonate de soude	7.2237	3.1735	0.835
— de potasse......	0.2100	0.0140	ensemble.
— de chaux	0.2915	0.1580	0.069
— de magnésie	0.2584	0.1286	0.029
— lithine	0.0190	0.0200	(3)
— fer et manganèse	0.0220	0.0048	0.006
Sulfate de soude	0.0314	0.0177	0.067
— de potasse	0.0422	0.0210	ensemble.
Arséniate de soude (1)	(1) noté.	(1) noté.	(1) noté.
Chlorure de sodium ..	0.0916	0.1100	0.286
— de potassium ...	0.1156	0.1400	0.032
Silice	0.1022	0.0700	0.016
Iodure alcalin ......(2)	(2) noté.	(2) noté.	(2) noté.
Acide carbonique libre	1.4343	1.6011	1.860

IIIᵉ GROUPE

MINÉRALISATION ARSENICO-FERRUGINEUSE
Analyse de M. E. Lavigne

Silicate de protoxide de fer ..	0.00629	**Ensemble silicate-alcalino-terreux.**	
— d'alumine............	0.01466		
— de chaux...........	0.00570		
— de magnésie.........	0.00513		0.03773
— de soude...........	0.00595		
Sulfate de protoxide de fer..	0.12470		0.12470
Chlorure d'aluminium......	0.01970		0.01970
Arsenites de soude........	0.00350		0.00350
Bi-carbonate de chaux......	0.13500	**bi-carbonate terreux.**	0.14560
— de magnésie........	0 01060		
— de soude...........	0.18200	**bi-carbonate alcalin.**	0.21690
— de potasse..........	0.03490		
Phosphates alcalins........	indiqués.		
Iodures	idem.		
Acide sulfureux	traces		
Matières orgnaiques........	id.		
Acide carbonique libre......	id.		
Acide sulfurique libre......	constaté.		
Total sur un litre.......	0.54813		0.54813

NOTA. — Les dépôts arsenico-ferrugineux sont tout à fait amorphes, sans traces d'organisme végétal ni animal. Dans les sources bi-carbonatées, on rencontre une matière verte formée : 1° de globules appartenant au genre protococcus. C'est une espèce nouvelle *protococcus vallensis* ; 2° de diatomées ; c'est encore une espèce nouvelle du genre navicula, nommée pour cela *navicula vallensis*.

A ces trois groupes d'eaux minérales si tranchées dans leurs compositions chimiques, correspondent des indications et des propriétés thérapeutiques également tranchées.

1° Le groupe à minéralisation bi-carbonatée sodique *forte* avec ses proportions variées de fer, de lithine..... comme correctif ou adjuvant assure une médication *altérante fondante* ou *résolutive* énergique. Exprimés en termes vieillis, ses effets sur l'organisme sont profonds et durables. Qu'il faille redresser une déviation dans la grande fonction de la nutrition ; combattre des manifestations diathésiques dans leur cause : *diabète, obésité, calculs hépatiques* ou *néphrétiques*, dissiper des tendances conjestives habituelles, résoudre des empâtements, des obstructions viscérales, la longue série des états divers d'hyperhémies hépathiques, spléniques, mésentérique ou hémorrhoïdaire, utérine, vésicale, etc.

On peut compter sur la puissance de cette minéralisation si complexe et si bien définie.

Rapprochées des analyses chimiques des sources minérales de Vichy, les analyses des sources de ce premier groupe frappent par leur identité. De là ce nom de *Vichy du midi* réclamé autrefois par Vals. Aujourd'hui, plus conscient de sa valeur, plus fier de ses trois groupes dont deux manquent à Vichy, Vals-les-Bains revendique la préséance chimique et thérapeutique sur la station de l'Allier· devenue sa tributaire par les énormes quantités d'eau de minéralisation faible qu'elle lui envoie à chaque saison.

Entre le premier groupe minéralisation *forte* et le deuxième groupe minéralisation *faible*, sont intercalés tous les tons d'une gamme descendante ; il serait oiseux d'insister sur les facilités de traitement qui en résultent. C'est le lot des sources à minéralisation moyenne.

2° Le deuxième groupe, le groupe à minéralisation sodique faible, grâce aux proportions très réduites des sels du premier groupe, s'adresse plus spécialement à la nombreuse classe des maladies nerveuses. Il renferme des sources d'eaux minérales tout à la fois médicamenteuses et ce que l'on a appelé *hygiéniques*. Les innombrables dyspeptiques, les graveleux, les goutteux qui ont à combattre l'irritation localisée dans le rein, la vessie, ou à redouter les métastases trop fréquentes que déterminent les bi-carbonatées *fortes* peuvent user abondamment des sources faibles· C'est à ce groupe que ressortissent les complications névropatiques attachées aux formes hystériques, à certaines diathèses, *gravelles*, *dermatoses*, à certaines souffrances utérines.

Outre la médication légèrement excitante et mieux

tempérante due à l'usage de l'eau du deuxième groupe, sa légèreté vis-à-vis de l'estomac permet de l'appliquer avec succès à hautes doses quand se présentent des indications de médication *diurétique, spoliative* ou *dépurative*. Nous prescrivons fréquemment huit dix verres de ces eaux dans la matinée, soit deux litres environ, sans qu'il m'ait été donné de voir jamais malade en être fatigué. Cette méthode imitée du *rinçage* qui se pratique à Contrexeville est riche en bons résultats.

3° Réduite à ses sources arsenico-ferrugineuses, la station de Vals-les-Bains aurait encore en elle une *caractéristique* des plus importantes. Ce groupe, par son abondante quantité de sels de fer (0,13) par litre, par son arsenic, par ses doses relativement considérables de sels calciques qui les font tolérer par tous les estomacs, par l'acidité d'agréable limonade que lui donne l'acide sulfurique libre, permet la médication *tonique reconstituante sans* excitation, dans l'acception pure du mot. L'anémie essentielle ou consécutive à des influences extérieures, *infection masmatique* paludéenne, fièvre *intermittente tellurique malaria*. Les états cachectiques, dernière expression de certaines diathèses..... sont autant d'indications précieuses des eaux de ce groupe.

Il est impossible de passer sous silence la spécialisation de cette eau dans la thérapeutique des en-

fants ; elle se fait à Vals dans de très bonnes
conditions, l'air tamisé dans la verdure de ses
montagnes, la douche froide, le bain de rivière ou
tempéré, les eaux faibles mariées au lait exquis que
produit le pays, sont autant d'adjuvants qui influen-
cent utilement ces organismes délicats.

Dans ce guide, il ne saurait être question des effets
généraux de l'hydrothérapie ni de ceux du bain alcalin. Ils sont à Vals ce qu'ils sont ailleurs. L'action
du bain rouge ou arsenico-ferrugineux que fournit
seule la source St-Louis mérite une mention spéciale,
parce que la présence de ce bain dans la station est
une de ses plus grandes caractéristiques et donne
lieu à une médication spéciale à la station.

Ce bain est dépourvu de l'excitation du bain alcalin, sa sédation est constante. Sentiment de raffermis-
sement, de tonicité, tel est son premier effet ; il est
toni-sédatif à la peau, comme son eau l'est à l'estomac·
Il calme et fortifie les organisations névropathiques
que le bain alcalin surexcite, que le bain d'eau
douce, amidonné, gélatineux, etc., etc., prostre. A
cette action générale se joint une action locale ; action
astringente tonique. Les *écoulements uterins, vagi-*
naux, des *uréthrites* atoniques sont supprimés par le
bain et ses injections. Les cols mollasses, les états
fonqueux de la muqueuse disparaissent. Depuis un
temps immémorial les baigneurs emploient avec

fruit cette eau dans les blépharites chroniques. Dans les dermatoses restées rebelles à bien des médications, on voit le bain rouge amener des effets surprenants. C'est dans les formes secrétantes qu'il se montre surtout efficace.

Boue arsenico-ferrugineuse.

Exposée à l'air, cette eau dépose rapidement une poudre impalpable, elle pousse à la cicatrisation des ulcérations atoniques ; mêlée à de l'eau, elle est utile dans la leucorrhée.

Gaz acide carbonique sec.

Les pharyngites ne sont pas rares chez les dyspeptiques, l'acide carbonique seul les modifie avantageusement. Ces douches gazeuses sont dirigées avec fruit contre les amygdalites chroniques. Leur volume diminue, la rougeur pharyngienne, l'élongation de la luette, le toussillement qui en est la conséquence, sont guéris fréquemment par ce moyen innocent, certains troubles des voies respiratoires, toux spasmodiques, aphonie, certaines bronchites secrétantes, sont tributaires de cet agent.

Certaines névroses utérines, certaines formes de vaginisme, hypéresthéries primitives ou liées à des ulcérations atoniques du col, la dysménorrhée com-

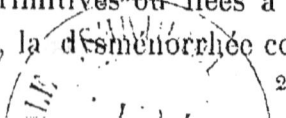

pliquée de gonflement du col et sans doute d'hyper-
phémie cervicale..... rentrent dans le champ d'application de ce gaz.

Pour résumer ces notions nécessairement sommaires
sur les indications des trois groupes des eaux de
Vals, il est possible de les rendre en un tableau
synoptique, pendant naturel du tableau synoptique
dans lequel ont été représentées les compositions
des mêmes eaux minérales.

Le lecteur aura ainsi les *caractéristiques chimiques*
et les *caractéristiques thérapeutiques* des eaux et de
leurs dérivés employés dans la station de Vals-les-
Bains.

Tableau synoptique des indications thérapeutiques des trois groupes des eaux minérales de Vals-les-Bains.

1° Groupe des bi-carbonatées à *minérali-sation sodique forte et moyenne, oains et douches.*	Médication *altérante, fondante, apéritive.*	Maladies gastro-hépatiques. Dyspepsies. Obstructions vicérales. Hypertrophie splénique, hépatique, calculs hépatiques, néphrétiques, ictère, coliques néphrétiques, diabète, obésité, maladies de la peau, diathésique, arthritis.,....
Acide carbonique sec en douches. *Bains, inhalations.*	Médication hyposthénisante substitutive	Hypéresthésie vulvo-vaginale, vaginisme, leucorrhée, pharyngite granuleuse, prolapsus de la luette, gonflement chronique des amygdales, bronchorrée, opyrétique orthorrée, névroses utérines, stérilité, spasmes des voies aériennes, asthme.....
2° Groupe des bi-carbonatées à *minérali-sation sodique faible. Bains et douches.*	Médication *apéritive, tempérante, spolia-tive* ou *dépurative, diurétique.*	Dyspepsie, gastralgie, constipation, ictère, névropathies, vomissements, hystérie primitive ou d'origine utérine, coliques hépathiques et néphrétiques, catarrhes vésicaux.....
3° Groupe des eaux *arsénicales-ferrugi-neuses.* Bain rouge, boue arsenico-ferrugineuse	Médication *tonique,* directement *re-constituante, fébri-fuge, anti-dartreuse.*	Anémie en général, anémie tellurique, malaria, infection paludéenne, scorbut, fièvre intermittente rebelle, ulcérations atoniques, utero-vaginales, leucorrhée, stérilité, chlorose, dermatoses sécrétantes, albimunirie, diabète.

CHAPITRE II

CLINIQUE

I

L'adage : les bons médecins font les bonnes eaux, n'est vrai qu'à la condition que leur observation attentive se concentre longtemps sur ces agents médicateurs. Rien n'est trompeur, irrégulier, sujet à variations comme la réceptivité des organismes pour les mêmes doses d'eau minérale de la même source, pour un traitement identique en un mot, appliqué à des cas pathologiques identiques en apparence. C'est en face de ces contradictions thérapeutiques que s'exerce efficacement la sagacité du médecin. C'est dans ces cas nombreux que triomphe le mieux celui qui sait interpréter le mieux les sensations accusées par le malade.

Il faudrait bien des volumes pour détailler les mille variétés que présentent les malades d'une affection donnée, quoiqu'elle porte le même nom pour tous. Aussi, ne faut-il voir dans ce que nous allons dire que l'exposition des résultats habituels des trai-

‾tements suivis dans la station et sous-entendre une notable proportion d'exceptions.

Aucun motif de modifier l'ordre nosologique suivi dans notre édition précédente ne se présentant, nous le suivrons dans cette deuxième, en commençant cependant par la dyspepsie.

MALADIES DES ORGANES DE LA DIGESTION

Dyspepsies.

Les causes de la dyspepsie sont des plus variées. Presque toutes les affections sont susceptibles de s'annoncer ou de se résoudre en dyspepsies, le tubercule, le cancer, la goutte, le rhumatisme, la dartre, etc., etc., sommeillent dans l'organisme, sans autre indice que la dyspepsie, c'est-à-dire digestions pénibles avec ou sans appétit.

Les infinies variétés de ce désordre fonctionnel que Vals améliore ou guérit dans des proportions si considérables, méritent des développements particuliers.

Le nom de dyspepsie est réservé pour qualifier ces états de troubles digestifs, simultanés ou consécutifs à l'acte de la digestion, troubles sans fièvre, sans langue saburrale, sans douleur, mais avec poids, plénitude de l'estomac, bâillements, pandiculations, torpeur, face vultueuse, constipation ou alternative de diarrhée, besoins boulimiques, idées généralement tristes, bizarreries dans le caractère, suzurrus auriculaire, sueurs fugaces ou refroidissements fréquents, vertiges, horreur du vide, palpitations cardiaques ; enfin les mille et mille sensations que peut enfanter le nervosisme le plus prononcé. Nous les rangeons dans la dyspepsie parce que ces sensations se réveillent surtout pendant ou après l'ingestion des aliments.

Rien n'est passager comme elles ; pleurs, rires dans la même minute. Quelques dyspeptiques veulent être plaisantés sur leurs maux imaginaires, la plaisanterie les rassure ; le plus souvent, il faut compatir à leurs peines et leur chercher un remède. Leurs angoisses sont réelles ; si le mal n'est pas grave, ils le ressentent comme s'il l'était.

Les dyspepsies sont graves ou légères. Nous rejetons les distinctions basées sur la flatulence, l'acidité, etc., parce que ces symptômes n'ont pas de fixité. On les voit, en effet, se succéder fréquemment, être remplacés l'un par l'autre sans cause appréciable.

Les troubles dyspeptiques sont de nature très variée. De tous les organes, l'estomac est, sans contredit, celui où retentissent le plus les influences morbides. Des principes goutteux, herpétiques, rhumatismaux..... tiennent la digestion sous leur dépendance jusqu'à ce que leur manifestation s'établisse franchement sur un autre organe, ou qu'un traitement approprié les ait efficacement combattus.

De cette manière d'envisager la question découlent un grand nombre d'indications et de contre-indications : l'hydrothérapie, les variétés de bains........

Le bain arsenico-ferrugineux, dans les cas de nervosisme exagéré surtout, reçoit une utile application.

A l'intérieur, les eaux faibles, à doses modérées, stimulent légèrement la muqueuse de l'estomac ; à doses élevées, elles atteignent les effets spoliateurs dont nous avons mentionné la puissance. Quant aux bi-carbonatées fortes, elles complètent la cure en consolidant les premiers effets.

C'est dans les cas de profonde atonie constitutionnelle que les eaux arsenico-ferrugineuses réussissent souvent d'une manière inattendue.

Dans bien des cas, il nous a semblé que le traitement de Vals avait la propriété de régulariser, pour ainsi dire, l'affection en rendant à l'économie la force de recouvrer ses manifestations utiles. Ainsi, beaucoup de dyspeptiques, réduits à vivre de rien pour se soustraire aux troubles qui suivent toute digestion, retrouvent ici leur appétit avec rapidité et leur pouvoir digestif normal ; mais, peu de temps après, on constate le retour ou d'un accès de goutte ou d'une migraine,.... dont ils avaient oublié les premières atteintes.

La dyspepsie peut être le couvert sous lequel se cache un mal organique plus grave, cancer, tubercules. Même dans ces cas désespérés, notre expérience nous apprend que les bi-carbonatées *faibles* peuvent être administrées sans avoir à redouter les résultats d'exaspération que provoquent sûrement les bi-carbonatées *fortes*. L'usage de ces eaux acidules gazeuses doit s'arrêter devant une trop grande excitation. S'il est évident, en effet, qu'une dyspepsie prolongée peut, par la débilitation consécutive, faciliter le développement de produits hétérogènes ; il ne l'est pas moins qu'il existe des dyspepsies *physiologiques*, par lesquelles l'organisme maintenu dans un alanguissement permanent, peut fonctionner de longues années, tandis qu'il est arrêté dans son jeu, dans sa lente évolution, seule compatible avec la vie, s'il est soumis à des influences trop violentes d'excitation, d'hypersthénie. De là l'importance d'un diagnostic sûr, ou plutôt l'importance d'une sage réserve que commandent les suites possibles d'un traitement facilement incendiaire.

La dyspepsie intestinale réclame des moyens plus variés. Ici, les ressources balnéo-thérapiques doivent intervenir : douches rectales, ascendantes, bains de siège..... Les résultats obtenus contre cette seconde forme sont généralement aussi satisfaisants que dans la dyspepsie simple.

Nul état morbide n'est plus tributaire des eaux de Vals que celui qui nous occupe ; qu'il soit léger ou grave, les effets tiennent fréquemment du merveilleux.

Rien n'est plus difficile que de prescrire, *a priori*, le régime du dyspeptique : et nul, plus que ce dernier ne questionne le médecin sur ce sujet. Les bizarreries les plus grandes se rencontrent à chaque instant. Tel dyspeptique digérera fort bien le mets réputé le plus lourd et réciproquement ; il appartient à chacun de se faire sa carte selon les cas et encore ne faut-il pas qu'il oublie que tel mets qui aura mérité, aujourd'hui, toute les malédictions d'un estomac surchargé, demain en sera digéré sans efforts, à la satisfaction du découragé de la veille.

Comme l'Espérance à la porte des Enfers, le régime doit s'arrêter à la porte de Vals. Vals est un lieu d'épreuves, pour le plus grand nombre des malades, de gymnastique pour leurs organes. Longtemps retenu dans la torpeur par un régime approprié, je ne le conteste pas, par l'ingestion des médicaments, par l'acuité du mal dans ses débuts, il faut que le séjour de Vals lui serve à rompre avec ces contraintes accumulées. Le traitement de Vals sollicite la synergie de tous les organes, sollicite leur paresse, frappe à toutes les portes. Le médecin doit rechercher prudemment, méthodiquement, le retour de cette vie nouvelle qui suit généralement l'ingestion des premières verrées de nos eaux, nos premiers bains, nos premières douches. C'est dans ces débuts que la sollicitude du médecin doit se tenir le plus en éveil. Que de cures manquées pour une mauvaise entrée en campagne, pour un traitement trop hardi dès les premiers jours.

L'appétit et la bonne digestion, l'eupepsie, dirai-je, sont les deux facteurs importants de toute amélioration vraie de maladie.

Mon expérience repousse donc, d'une manière générale, toute réglementation sévère du régime diététique à Vals. Elle incline à laisser au malade toute latitude, à l'aider à faire son choix librement, délibéré avec l'expérience de son propre estomac. Combien de malades ont peur de tout parce que tout leur a fait mal tour à tour, combien de ces malades qu'il faut pousser, comme par force, dans la voie de ce qui leur semble un excès ?

Si trop pressé dans cette voie que certains pourront soupçonner de paradoxe, j'avais à déterminer, d'un mot, une réglementation classique, je conseillerais, comme le meilleur, de faire ici, le contraire de ce qui se faisait au domicile.

Quoique cette rapide *clinique* ne doive comporter

aucun article à part sur l'hygiène en général, article qui serait déplacé et inutile, auprès des médecins auxquels je destine mon *Guide*, il me paraît utile, cependant, de parler de certains adjuvants au traitement de Vals, qui sont empruntés à la partie de l'hygiène sur les vêtements.

Tous les troubles gastriques, hépatiques, les maladies du foie, de la rate, et généralement tous les états de souffrance des viscères abdominaux, par une extension moins directe, tous les états pathologiques des viscères thoraciques, même céphaliques, réclament la bretelle comme la partie essentielle du vestiaire.

Plus du 90 % des hommes que je fais coucher sur la chaise de mon cabinet de consultation ne portent pas de bretelles. Mon œil est péniblement frappé par un ou plusieurs sillons circulaires, parcheminés, profonds parfois, attestant leur ancienneté par l'aspect bistré qu'ils ont imprimé à la peau. La largeur de ces sillons varie de 1 à 3 centimètres en surface. Ils sont le résultat de la ligature permanente exercée par la ceinture du pantalon, comme par une corde. La ceinture du pantalon, en effet, s'applique très rarement sur la peau dans toute sa largeur; n'ayant généralement qu'un bouton, sa ligature, sa constriction ne porte donc que sur deux points d'attache représentés par l'angle unique de la boutonnière et le petit cordon de fil qui unit le bouton à l'étoffe.

Dans toute digestion, l'estomac se livre à des mouvements péristaltiques et antipéristaltiques, de droite à gauche et *vice versà*, en arrière, en avant de façon à porter presque supérieurement la grande courbure qui, à l'état de vacuité, est inférieure. L'estomac est un ballon qui est gonflé périodiquement, au moins deux fois par jour.

On conçoit le trouble qu'une ligature posée à la ceinture impose aux dyspeptiques à chaque repas. Les évolutions de l'estomac rendues nulles ou incomplètes provoquent une durée du mal indéfini.

Il est étrange de rencontrer si fréquemment des hommes intelligents, qui s'étonnent des résultats fâcheux que peut avoir leur vêtement sans bretelles. Rivalisant avec les jeunes filles qui prétendent invariablement n'être pas trop serrées dans leur corset, les hommes font la même protestation et ils introduisent victorieusement le pouce sous leur ceinture de pantalon, semblant dire : *Voyez, je ne suis pas serré.* Il faut à ces aveugles un sermon pour leur démontrer qu'après le repas les choses ne se passent pas ainsi.

Cette habitude de se partager le corps en deux, semble se répandre de plus en plus. La bretelle n'est pas de mode ; comme ce vieux type en coton du

parfait couvre-chef de la nuit, elle faiblit devant les
sarcasmes : il faut de la magnanimité pour se dire
porteur de l'un et de l'autre. C'est un malheur ; rien
ne peut mieux que la bretelle prévenir les gênes de
la circulation abdominale, de la respiration, en em-
pêchant le refoulement du diaphragme et de proche
en proche, favoriser la circulation intra et extra-
crânienne.

A chaque saison nouvelle, j'enregistre quelques
nouveaux hauts faits des bretelles. En voici deux de
1882 : M. X .., 40 ans, dès le lycée a la manie de
serrer à outrance le ceinturon de son costume ; il devient grand buveur de bière et conserve son habitude de porter un pantalon serrant. Une tumeur en
mamelon de 6 centimètres de diamètre à la base, de
4 à 5 en hauteur s'établit entre l'appendice sxiyphoïde
et l'ombilic. De longs traitements sont dirigés contre
cette prétendue tumeur gommeuse. A Vals, bretelles
en sortant de ma consultation, élargir ceinture de
pantalon. Là hernie se réduit. N'était-elle pas due
aux réplétions fréquentes de l'estomac en même
temps que sa compression circulaire le chassait hors
de l'abdomen.

M. XX..., est haut de taille, il a 58 ans, entrepre-
neur de bâtiments. Abdomen très développé, est
sujet à des accès de suffocations. On lui a interdit
d'assister aux démolitions pour ne pas respirer la

poussière. Vomissements après chaque repas. Vals lui fit un peu de bien en 1881. il ne suivit aucune direction médicale. Il n'a jamais porté de bretelles, son pantalon boutonne au-dessous du nombril et partage par une ligne profonde de démarcation ce vaste emplacement en deux quartiers gigantesques. Prendre bretelles en sortant du cabinet. Eaux minérales faibles, inhalations d'acide carbonique, guérison rapide. Plus de vomissements, plus d'accès de suffocation consécutive à la surcharge stomacale. Jamais je n'ai vu plus grand partisan de bretelles. *Il leur rapporte toute sa guérison.*

De la bretelle au pont-levis ou à la fente ombilico-périnéale du pantalon qui l'a remplacé, il n'y a qu'un pas. Pourquoi cet abandon injustifié du pont-levis ? La réponse serait difficile si l'on ne voulait pas invoquer la mode. Sans bretelles cette fente demeure facilement béante. Envisagée dans les meilleures conditions d'exécution possible, cette fente est défectueuse, elle ne protège pas. Combien de cystites n'ont pas d'autre origine, chez les vieillards surtout qui par tempérament et par la fréquence de leur miction, n'ont pas le soin assidu de cette toilette ? le pont-levis, au contraire, était un franc protecteur. Cette région est une des moins protégées de notre corps ; tandis que, chemise, caleçon, bas et chaussures en cuir, nous couvrent ailleurs. Ici, pantalon et caleçon conspirent par leur entrebâillement parallèle. Quant à la chemise, on sait quelle peine elle a à demeurer fidèlement appliquée à la peau en selle sur la couture médiane du pantalon. Les catarrheux de la vessie ne devraient avoir que le pont-levis à leur pantalon.

Deux mots encore sur le pardessus. La peau est le plus vaste des organes. C'est le dispensateur le plus accrédité de leur équilibre. Le corps en mouvement peut, sans trop d'inconvénients, passer d'une température à une autre, l'équilibre se rétablit promptement. Il n'en est pas de même lorsque d'une température chaude, le corps va séjourner au repos, dans une température basse ; en un mot, le corps n'aime pas le chaud et froid. dans de telles conditions. Les répercussions qui s'opèrent sur les organes intérieurs, dans ces circonstances, sont très fréquents. Selon les prédispositions de chacun, ces répercussions se passent sur des organes différents. Le dyspeptique en recevra une aggravation dans son incommodité habituelle. Le catarrheux verra revenir plus aiguë sa bronchite ou sa cystite, etc.

Le pardessus a été inventé non-seulement pour cacher la misère subjacente, mais encore pour obvier aux désastres du *chaud* et du *froid* et de ses répercussions. Il devient, par l'emploi irrationnel qui en est fait journellement, une occasion trop fréquente de troubles morbides. Porté habituellement dehors quand l'homme marche, agit, fatigue, quand, en un mot, son corps s'échauffe ; il est retiré trop souvent, laissé au vestiaire quand l'homme rentre au domicile. A ce moment, au mouvement succède l'inaction dans des pièces à température plus basse que la chaleur des vêtements ; il y a donc déperdition de chaleur au détriment du corps, de là, des troubles fonctionnels et matériels fréquents et dont la source passe inaperçue.

Pharyngite.

Le pharynx est le siège habituel de plusieurs manifestations diathésiques. Les affections constitutionnelles lui impriment un cachet certain. Il est un des plateaux ordinaires de la bascule sur laquelle évoluent les diverses phases nosologiques qui remplissent certaines existences.

Combien de bronchites chroniques, de dyspepsies gastriques ou intestinales, de cystites, de metro-vaginites de nature rhumatismale, ou herpétiques caractérisées, ici, par des secrétions abondantes, là, par des éléments, douleur, éruption..... qui élisent, avant leur période d'acuité la plus intense, leur domicile dans le pharynx. Au point de vue de son impressionnabilité, le pharynx marche parallèment à l'estomac du dyspeptique.

Vals remplit contre ces accidents localisés ou gé-

néraux, un grand nombre d'indications. Bazin a
vulgarisé, chacun le sait, le rôle des eaux bi-carbonatées sodiques dans une grande catégorie de dermatoses, l'herpétisme ; et répudié, par ce fait, les eaux
sulfureuses.

Un des résultats les plus constants de la pharyn-
gite, c'est le prolapsus de la luette. *Magna paucis :*
ces deux mots traduisent l'historique de cette incommodité petite par elle-même, redoutable par ses
effets quand elle est méconnue. Depuis plus de vingt
ans j'assiste, chaque saison, à de tels accidents jusque
là passés inaperçus. Pour l'élongation anormale de
sa luette, celui-ci a des quintes de toux incessantes,
celui-là des efforts de vomir, des viscosités qu'il croit
adhérer irrésistiblement à la gorge ; un autre vomit
fréquemment après le repas, dans la nuit il est ré-
veillé en sursaut, s'élance hors du lit en proie à une
suffocation imminente, il se plaint de douleurs circa-
thoraciques, craint une maladie de poitrine, car il
maigrit en certains cas, il tousse et transpire abondamment. J'ai bien vu des erreurs de diagnostic se
produire sur cette légère lésion qu'une cautérisation
guérit pour longtemps et un coup de ciseau pour
toujours. De ces malades, les uns revenaient des
eaux des Pyrénées, d'autres avaient épuisé les ré-
vulsifs, la liste des purgatifs, des absorbants. Si j'é-
numère les diverses phases de cette faible indisposi-

tion, c'est pour tenir l'attention des médecins plus éveillée qu'ils ne l'ont ordinairement.

Le porteur d'une luette trop longue est généralement inconscient, il n'accuse aucune douleur de ce côté, il demeure incrédule quand le médecin lui fait part de son diagnostic, car, dit-il, il n'éprouve aucune sensation pénible de ce côté.

Les douches d'acide carbonique, les gargarismes et pulvérisations d'eau arsénicale, une ou deux cautérisations ont promptement raison de ces accidents pendant que le traitement général en prévient le retour.

Embarras gastrique.

D'une manière générale, ingérer une somme convenable d'aliments, la digérer, c'est se bien porter. C'est du moins se trouver dans des conditions qui permettent de supporter un grand nombre d'états pathologiques : l'embarras gastrique est un état transitoire entre la santé et la maladie.

L'embarras gastrique essentiel est de soi, peu grave, c'est une maladie principalement saisonnière. Les premières chaleurs le ramènent, c'est le cas le plus fréquent à Vals. La langue pâteuse, les idées noires, les vertiges qui l'accompagnent en font un véritable fléau pour ceux qui en sont atteints. C'est plaisir de voir, sous l'influence de nos eaux,

s'épanouir ces visages arrivés sombres, le teint ter-
reux s'éclaircir, la gaieté remplacer la taciturnité et
l'indifférence initiales.

Gastrite, gastro-entérite.

Distinguée exactement de la dyspepsie par irritation, qui est également tributaire de nos eaux, la
gastrite chronique ne donne, ni d'aussi beaux, ni
d'aussi rapides résultats. La guérison même, l'amélioration sur place sont l'exception.

Le traitement externe par les bains sédatifs prolongés joue un rôle inverse du traitement interne,
lequel est fort amoindri dans les cas franchement
inflammatoires.

Un certain nombre de malades éprouvent une
amélioration après le départ. Comme l'entérite, la
gastrite chronique exige une surveillance de chaque
instant. L'appétence pour la boisson est très variable ;
les uns ingèrent avec plaisir, digèrent avec facilité
les sources faibles, pures ou coupées avec du lait,
d'autres les veulent tièdes.

Certaines formes de gastrite sont amendées par
l'eau arsenico-ferrugineuse. Ce résultat est-il dû au
contact astringent de l'eau ? Dans d'autres cas, on
assiste à une véritable guérison par substitution.
L'eau semble agir comme le collyre de nitrate d'ar-
gent sur la conjonctive enflammée.

Le tâtonnement est le premier secret pour tirer parti des ressources de la station. Dans cette catégorie de maladies à diagnostic souvent difficile, il n'est pas toujours aisé, en effet, de décider [si l'on a à combattre une inflammation franche de l'estomac ou de l'intestin, ou bien l'un de ces états marqués surtout par une certaine sensibilité des organes et les troubles fonctionnels, diarrhée ou constipation, qui disparaissent à merveille sous l'influence de nos eaux.

Cancer de l'estomac.

Dans le commencement de notre pratique, nous pensions que les eaux de Vals étaient pour cette maladie une sorte de pierre de touche, et qu'elles exaspéraient toujours les gastrites ou affections dyspeptiques à principes cancéreux. Il n'en est pas toujours ainsi. Nos sources acidules gazeuses, nos arsenicales ferrugineuses, peuvent devenir, seules ou coupées avec du lait, une boisson parfois précieuse aux infortunés qui sont en proie aux troubles digestifs et aux douleurs atroces caractéristiques des dégénérescences de cet organe. Nous avons vu un certain nombre de ces cas, dans lesquels l'usage des eaux rétablissait les digestions pour un certain temps, quoi qu'ils ne se terminassent pas moins par les signes les plus pathognomoniques du cancer.

Gastralgie.

Facilement améliorée ou guérie par les ressources variées de la station, la gastralgie discontinue cède cependant plus promptement que la gastralgie continue. Dans l'intervalle des accès, le malade, généralement en bon état, peut s'adresser aux sources du premier ou du deuxième groupe, sans inconvénient, selon sa réceptivité individuelle. Les sources à minéralisation moyenne doivent fréquemment être préférées.

Selon les indications, le médecin cherchera à activer les fonctions de la peau par l'hydrothérapie, les bains alcalins plus ou moins prolongés ; il sollicitera la sécrétion rénale, dans d'autres cas, par l'administration à haute dose des sources faibles.

Cette névralgie de l'estomac est très généralement amendée ou guérie par le traitement de Vals. Les crampes ou disparaissent ou s'éloignent. Un grand nombre des habitants de la station sont d'anciens gastralgiques.

Le traitement de la gastralgie continue donne d'aussi beaux résultats, mais ils demandent plus de réserve dans le *modus faciendi*. C'est alors que les plus faibles, pures ou coupées avec du lait, du sirop, ingérées à doses fractionnées et distancées, permettent de proportionner l'excitation du remède à la sensibilité nerveuse de l'estomac. Douches, bains sédatifs de Saint-Louis, bains ordinaires prolongés, amènent une première détente ; cependant, les doses de l'eau augmentent et se rapprochent. On supprime lait et sirop ; le bain devient franchement alcalin, et la guérison ou une amélioration notable se produit sous les yeux.

Il arrive assez souvent que l'excitation des eaux se continuant pendant toute la cure, retarde le commencement de l'amélioration; il ne faut pas s'abandonner à un pronostic trop précipité, car le départ, en mettant fin aux causes de cette excitation, peut être le signal du retour définitif à la santé.

Gastro-entéralgie.

La gastro-entéralgie n'est pas rare à *Vals* ; cette forme de névralgie est souvent symptomatique de l'affection goutteuse, elle en constitue la forme viscérale. Des goutteux à accès réguliers deviennent la proie de douleurs fixes, le plus souvent circa-ombilicales. L'appétit se perd, les malades dépérissent. Les eaux sont, dans ces cas, d'une efficacité incontestable.

Ici se place une remarque importante. Nous avons observé plusieurs fois une métastase dans laquelle les douleurs entéralgiques avec constipation ou diarrhée, étaient remplacées par des troubles respi-

ratoires, de la dyspenéc, des accès d'asthme nerveux.
Les divisions du pneumo-gastrique peuvent rendre
anatomiquement compte de cette particularité, mais
le praticien doit chercher les lois qui président à ce
changement de siège et étudier s'il doit toujours
s'exposer à le provoquer. Il existe aussi dans cet
ordre d'affections de véritables *noli me tangere*.

On remarque de ces faits d'alternance étonnants.
Ainsi un dyspeptique voit ses digestions s'améliorer
et il devient asthmatique. *Vice versà*, un asthmatique
voit ses troubles respiratoires se dissiper, et il devient dyspeptique ou entéralgique. L'influence de
l'hérédité y est souvent manifeste. Ces faits connus,
il reste aux praticiens à décider de l'opportunité
d'un traitement, de l'énergie à lui donner, des tem-
péraments à lui introduire.

Constipation.

Qu'elle soit due à un excès ou à un défaut de ton,
qu'elle soit sthénique ou asthénique, les ressources
thérapeutiques de la station répondent à cette double
indication : eau reconstituante, tonique, arsenico-
ferrugineuse, bains de siège, douches rectales à température variée, eaux sodiques..... Le symptôme
constipation est complètement du domaine de Vals.
A cette incommodité, plutôt qu'à cette maladie, s'a-
dressent les considérations générales déjà répétées

sur les pratiques thérapeutiques de la station. Le maniement de ses ressources variera, en effet, selon les causes évidentes ou présumées du mal. C'est au tact du médecin à les déterminer.

Diarrhée.

Après ce qui vient d'être dit, c'est pour mémoire seulement que nous inscrivons ici le nom de cet autre symptôme. Aussi accessible à nos ressources que la constipation, il résiste plus encore que cette dernière quand il est entretenu par un élément inflammatoire. Mais dans les cas d'atonie, comme nous en fournissent en grand nombre les pays chauds, dans les complications paludéennes du côté du foie ou dans les empâtements abdominaux de la fièvre intermittente rebelle, le traitement de Vals, et aussi, disons-le, le séjour dans notre salubre pays, sont franchement indiqués.

II

Congestion du foie.

La spécialisation des eaux de Vals pour les maladies qui nous occupent est connue depuis leur origine. C'est dans les maladies de cet ordre que se recommandent le plus les bi-carbonatées sodiques. Le *remontement* dont elles sont capables ne tarde pas à se faire sentir partout. Une activité nouvelle se prononce dans l'universalité des organes. Congestion du foie, empâtement, obstruction, troubles hépatiques, gastro-hépatiques même, sont autant d'expressions synonymes quant au fond, puisqu'il est impossible, dans la pratique, de leur faire une part distincte. Au point de vue du traitement de Vals, de telles divisions sont inutiles.

Des modifications de la bile, de l'action intra-moléculaire des alcalins sur les divers tissus du foie, nous ne dirons rien. Le teint des hépatisants s'éclaircit, la morosité fait place aux idées plus gaies ; le sommeil, l'appétit reviennent, les fonctions intestinales se font mieux. Voilà le résultat le plus général.

Hépatite.

Les conséquences du traitement varient avec le degré d'acuité de la maladie. S'il existe de la douleur, chaleur à la peau, pouls plein, fréquent ; s'il y a fièvre, en un mot, le bain alcalin tempéré, les sources faibles, déterminent une excitation suffisante pour pousser l'organisme dans la voie de résolution nécessaire. L'hépatite ne comporte souvent qu'un traitement abrégé qui veut être repris plusieurs fois : le malade ne peut d'autres fois user que du bain.

Lorsque, au contraire, il n'y a pas fièvre, que la forme apyrétique est constante, il faut commencer les bi-carbonatées par des doses moyennes, deux à quatre verres par jour. Elles sont généralement fort bien supportées et donnent lieu à des améliorations remarquables par leur promptitude souvent inattendue.

Hypertrophie du foie.

Entre l'hépatite chronique apyrétique et l'hypertrophie modérée du foie, la distance n'est pas toujours appréciable. Quand l'hypertrophie est considérable, au contraire, il faut savoir se contenter d'un résultat moyen. Les malades ont souvent à faire deux cures dans la même saison et à continuer, à domicile, l'usage des eaux. Il nous a été donné d'assister à ces retraits du foie qui mettaient à s'opérer plusieurs années.

Cirrhose.

Nous n'aurions pas inscrit cette maladie à cette place, si nous n'avions à constater que le hasard nous a rendu témoin d'une certaine amélioration à la suite de l'usage du lait et des arsenico-ferrugineux.

Mais ici, comme dans tous les cas en général, où il y a œdème considérable, épanchement péritoneal, les bains sont mal supportés.

L'imbibition de ces tissus, incapables de réaction, ne fait qu'augmenter la roideur des membres et leur tendance au refroidissement.

Calculs biliaires. — Coliques hépathiques.

Si un tel mot pouvait être employé en médecine, nous dirions volontiers que la médication de Vals est héroïque contre les calculs et les coliques hépatiques ou urinaires. La présence de nos sources faibles, acidules, permet d'habituer l'organisme à l'excitation qu'il va recevoir plus tard dans toute sa puissance de la part des bi-carbonatées fortes. Grâce à cette minéralisation ascendante, sont prévenus des accès de coliques qui se fussent manifestés sûrement si le malade avait été obligé de s'adresser de prime abord aux minéralisations fortes.

Tout calculeux doit attendre de bons effets de la
médication de Vals. Les uns voient leurs coliques
diminuer de fréquence et d'intensité dès la première
cure ; chez d'autres elles disparaissent complètement. Les uns et les autres doivent revenir plusieurs
fois encore, selon la durée antérieure du mal et les
modifications constitutionnelles qu'il avait produites.
L'eau à domicile continue efficacement le traitement
commencé. Les calculeux entrent pour une portion
notable dans la clientèle de Vals.

Ictère.

Selon son étiologie, il guérit avec promptitude ou
résiste comme la lésion qui l'entretient. Dans l'ictère
simple, ne paraissant tenir qu'à une légère irritation
duodénale ou même à des influences nerveuses, les
sources acidules administrées en abondance à table
et à la buvette en font promptement justice.

Hépatalgie.

Comme dans la gastralgie, que la névralgie occupe
les nerfs de l'estomac ou ceux du foie, on peut se
promettre de bons résultats.

III

Gravelle, calculs. — Coliques néphrétiques.

Au commencement du xviiᵉ siècle, Serrier d'Arles, écrivait déjà, dans un passage sur les calculs du rein, ces lignes qui gardent l'empreinte toujours rajeunie d'une observation perspicace : « *Prescribuntur* « *aquæ Vallenses quibus non frangitur equidem cal-* « *culus ; sed vi sua obstersiva eluitur a pariotibus* « *renum.* »

Sans entrer dans des considérations intempestives sur le mode d'action des eaux et sur la pathogénie de l'affection qui nous occupe, établissons d'abord que neuf fois sur dix, l'usage de nos eaux bi-carbonatées suspend la production des sables d'acide urique et prévient la production des coliques auxquelles il donne lieu.

Aux abords de nos sources se trouvent des graveleux en grand nombre qui, chaque année, viennent religieusement reprendre leur traitement, ce traitement qui leur a réussi autrefois ; car il ne faut pas exagérer les résultats obtenus. Le traitement par nos bi-carbonatées ne guérit pas, à coup sûr, la diathèse lithique ; mais ce qu'il guérit, on peut dire sûrement, ce sont les coliques néphrétiques si violentes, si fréquentes, si tenaces, selon les individus.

C'est de ces résutats que les malades se souviennent, ce sont ces résultats qu'ils viennent raffermir annuellement.

Au lieu d'insister sur les fortes minéralisations, de rechercher les effets altérants qu'elles déterminent; si la diathèse n'est pas menaçante, si le médecin pense n'avoir qu'à dissiper une légère irritation locale, qu'à réveiller une crise salutaire en sollicitant les reins par d'abondantes évacuations et tout à la fois le système cutané par des sueurs copieuses, il est préférable d'administrer nos eaux acidulées lithinées aux doses élevées de dix, vingt verres par jour. C'est une ration que les graveleux supportent fort bien. Nous nous applaudissons de plus en plus de cette méthode de rinçage que nous employons depuis quelques années.

Dans les gravelles phosphatiques presque toujours liées au catarrhe local, les bi-carbonatées fortes donnent généralement de mauvais résultats. Les minéralisations les plus faibles administrées largement réussissent le mieux.

Nous avons vu quelques cas de calculs volumineux dans lesquels la douleur était sensiblement diminuée par nos eaux acidulées gazeuses. Quand la taille ou la lithotritie ont fait disparaître la pierre, les sources fortes sont indiquées à titre préventif, anti-diathésique, comme elles le furent si utilement au président de Grenoble, Claude Expilly, qui voyant, après l'opération de la taille, sa pierre se reformer, vint plusieurs saisons consécutives à Vals, et vécut plus de trente ans après.

Vessie et annexes. — *Cystite.* — *Catarrhe vésical.*

Ce que nous venons d'établir pour les calculs phosphatiques en général, et pour les sources de faible minéralisation à haute dose, s'applique au catarrhe vésical, comme à la cystite. Les indications varient exceptionnellement selon la période de la maladie, l'idiosyncrasie du sujet. Nous avons cité dans notre *Traité* une observation de catarrhe intense de la vessie guéri à Vals, en peu de jours.

La cystite, qu'elle soit sèche ou catarrhale, réclame une attention minutieuse. C'est dans ces cas qu'il importe de ne pas dépasser le but; la guérison a lieu le plus souvent par l'excitation inhérente à l'eau minérale. Un degré de trop, le but est dépassé et le mal s'aggrave. Le médecin doit viser à demeurer dans une juste limite pour substituer peu à peu à l'inflammation ancienne, l'irritation passagère de l'eau.

Paralysie de la vessie. — *Spermatorrhée.*

Les variétés de nos eaux et de l'outillage qui sert à leur administration, laissent penser que la spermatorrhée trouve, dans la station, un remède approprié. Nous avons assez fréquemment l'occasion de soulager les malades qui en sont atteints.

La paralysie de la vessie a des degrés incurables, si elle tient à une lésion profonde des centres nerveux ; dans ses manifestations moindres, dans les états atomiques consécutifs à l'affection catarrhale, le traitement de Vals lui apporte une réelle amélioration. En deux mots, les tissus de la vessie, comme ceux du rectum dans la constipation atonique, par exemple, recouvrent de l'énergie sous l'influence du traitement.

Utérus.

L'utérus doit à ses conditions topographiques d'être susceptible de deux traitements distincts : traitement local pour la partie de l'organe accessible aux moyens dont nous disposons ; traitement interne général pour le corps utérin proprement dit. Envisagées à ce double point de vue, les maladies utérines sont justiciables des diverses ressources thérapeutiques dont nous avons parlé plusieurs fois.

Voici ce que Serrier, d'Arles, écrivait, en 1670, sur les propriétés fondantes des eaux de Vals : « *Numquid enim multoties est observatum hypochondria prædura mollia evasisse aqua impregnata spiritu resolutivo chalybis, aut usu aquarum* mineralium

« Vallensium, *quæ non caliditate et humiditate hos*
« *tumores superant, sed vi insiti salis et spiritus qui*
« *insitum cum materia crassa in hypocondriis resol-*
« *vit plane planeque discutit.* »

Cette citation, mieux placée encore à l'article en-
gorgement, hypertrophie du foie, explique avec
quelle évidence les médecins constataient, il y a plus
de deux cents ans, les propriétés résolutives de nos
eaux. Nous même, nous citons longuement dans notre *Traité des eaux minérales de Vals*, l'observation
d'une tumeur de l'ovaire, grosse comme une grosse
orange, qui provoquait une rétroversion complète et
qui mit cinq saisons de Vals à se résoudre. Chaque
année, nous assistons à la guérison de certaines mé-
trites chroniques avec développement plus ou moins
considérable du corps de l'organe. La forme du traitement est des plus variables, parce qu'il faut le su-
bordonner à bien des conditions relatives au degré
d'acuité, à la réceptivité du sujet pour les eaux, à sa
tolérance des bains, des douches, etc. C'est dans ces
cas où l'anémie domine si souvent la scène, que l'eau
arsenico-ferrugineuse est surtout indiquée, pendant
que les eaux acidulées gazeuses provoquent le réveil
de l'appétit.

Leucorrhée. — Ulcérations. — Fongosités du col.

Quand elles tiennent à une débilité générale de

l'économie, on les voit fréquemment disparaître sans traitement local et sous l'influence seule de la médication reconstituante à l'intérieur. Le bain alcalin ordinaire est suffisant. Même sous cette influence, on constate parfois une recrudescence dans les symptômes locaux qui est toute passagère et un acheminement à peu près certain vers la tonicité des tissus, la réparation qui résulte de ce léger surcroît d'excitation.

Les lésions dont la muqueuse est le siège ne disparaissent pas toujours aussi facilement. C'est alors que le bain rouge arsenico-ferrugineux doit être employé. Par le contact prolongé de cette eau qui laisse déposer sur les parties malades sa poudre impalpable, par la tonicité et l'astringence, *sui generis*, qui lui est inhérente, les surfaces sont promptement modifiées, la nature des sécrétions suit. A chaque saison, nous voyons bon nombre de leucorrhées anciennes liées à des constitutions épuisées, à des organes sans nerf, sans ressort, sur lesquels le toucher dénonce une muqueuse mollasse, col entr'ouvert, granuleux, flasque et indolore, qui ont résisté à bien des médications, et qu'un certain nombre de bains Saint-Louis font disparaître promptement, pendant qu'un traitement général convenable assure définitivement la guérison en prévenant le retour de ces accidents.

L'administration en bains de la source Saint-Louis demande cependant une certaine réserve. Comme tout ce qui est actif, elle peut dépasser le but. Le médecin doit surveiller et préparer, en temps opportun, les diverses étapes par lesquelles doit passer le malade. Généralement, les premiers jours sont employés à tâter la réceptivité du sujet. Après avoir pris, suspendu, repris l'administration topique de cet agent nouveau, l'accoutumance survient, les symptômes de réaction cessent, les tissus modifiés supportent facilement le contact de cette eau et aucun épiphénomène nouveau ne vient contrarier désormais la marche régulière du traitement.

Les injections d'acide carbonique sont également un puissant modificateur local des lésions qui nous occupent; nous l'avons constaté nous-même dès l'installation des appareils à gaz.

Hypersthésie utéro-vaginale vaginisme. — Stérilité.

C'est plutôt dans les cas de sensibilité exagérée des tissus que nous employons le plus volontiers les injections d'acide carbonique..... Nous avons vu quelques séances seulement ramener la disparition complète de la douleur.

Arrivé presque à la fin de notre travail, et après les généralités dans lesquelles nous sommes entrés, il nous est bien permis de dire que la stérilité est avantageusement combattue à Vals. Due, comme le sait le lecteur, à des causes d'une grande variété, la stérilité cède d'autant mieux ici qu'elle y rencontre des agents thérapeutiques plus variés aussi.

Nous connaissons bon nombre de femmes devenues mères après certains traitements de Vals, et qui, soumises à d'autres médications, dans d'autres lieux, ne le seraient peut-être pas devenues. Il est, du reste, inutile de s'étendre plus longuement sur ce sujet que nos considérations antérieures sur les maladies de l'utérus complètent surabondamment.

IV

Hystérie.

Comme pour la stérilité, il serait difficile de trouver une médication exercée par les modificateurs
généraux qui ne puisse réclamer sa part d'action
dans l'hystérie. La théorie d'accord avec la pratique
permet à la station de Vals de réclamer pour son
compte une bonne part dans de tels résultats.

L'hydrothérapie seule est largement employée dans
bien des établissements qui n'ont pas, comme le
nôtre, les ressources de nos bains alcalins, bain
Saint-Louis, applications externes de l'acide carbonique et l'eau de nos trois groupes en boisson.

Il est une forme d'hystérie sur laquelle nous voulons appeler l'attention, à cause de sa subordination
à la médication alcaline : c'est l'hystérie que l'on
peut considérer comme manifestation de la diathèse
calculeuse. A la page 161 de notre *Traite*, nous citons le texte d'une observation intéressante d'accès
hystériques sur la jeune épouse d'un médecin. Ceux-
ci après s'être montrés rebelles à bien des médications, et des déplacements de la malade, cèdent
promptement à l'emploi d'une source bi-carbonatée
faible de Vals. Ces accès n'ont plus reparu ; mais
denx ans après, cette jeune femme a vu des sables

dans les urines, a ressenti des coliques néphrétiques,
Vals a fait le plus grand bien.

Depuis cette époque, déjà éloignée, notre pratique
s'est enrichie de faits semblables ; nous avons vu
assez fréquemment des femmes hystériques chez lesquelles les accidents coïncidaient ou plutôt alter-
naient avec des manifestations de sables ou de gra-
viers. Nos eaux ont toujours réussi dans ces cas. Il
semblerait que l'acide urique en excès dans le sang,
occasionne ces désordres nerveux de la même manière que certains poisons introduits dans l'économie
provoquent des accidents analogues.

Migraine.

Observée dans son évolution naturelle, la migraine
précède ou suit souvent les manifestations goutteuses
ou graveleuses du foie ou des reins ; elle en est le
critérium assez certain... Combien peu de graveleux, goutteux, hépatisants qui n'aient été sujets à
la migraine ?

Nous répugnons à instituer un traitement actif
contre ce mal, qui doit être respecté et que l'on ne
déplace pas en vain. Nos eaux acidules à haute dose
paraîtraient amoindrir l'intensité des crises.

Goutte.

L'esprit ne s'arrête pas longtemps à cette affection

sans être frappé du nombre prodigieux de ses spécifiques ; et, cependant, de toutes les diathèses, quelle est celle qui, par ces infinies variétés de manifestations, réclame le secours de médications tour à tour plus variées ? La médication multiple de Vals est une des plus importantes au goutteux actuellement sans accès, mais qui cherche à amoindrir sinon la fréquence, du moins la violence de ses accès futurs ; nos sources acidules faibles, bi-carbonatées et lithinées, rendent de puissants services.

Si des accidents menaçants pour un organe important préoccupent, les sources fortement minéralisées, à effet altérant, interviennent activement. Nous n'avons l'habitude d'agir énergiquement, c'est-à-dire par les sources fortes, que dans les cas pressants, convaincu que la goutte est une de ces affections à ménager, par crainte de perturbations fâcheuses.

Dans tous nos écrits, nous n'avons cessé d'appeler l'attention sur la valeur de nos eaux dans la goutte irrégulière. Grâce à la reconstitution par nos sources arsenico-ferrugineuses, l'organisme peut reprendre ses habitudes anciennes, sortir de la débilitation actuelle dans laquelle l'action incessante de la diathèse ou une médication inopportune, le forcent à languir. Le traitement de Vals est très propre à régulariser ces états anormaux, origine des dégénérescences, des cachexies, dernière étape des diathèses.

Nos considérations s'appuient sur des faits nombreux. A chaque nouvelle saison, nous voyons des visages rayonnants de santé qui se maintiennent dans cet état, non dispensé de quelques accès douloureux grâce à leur séjour annuel au bord de nos fontaines.

Nous ne parlons pas du traitement local de la goutte articulaire. Les bains de vapeur, les douches chaudes ou froides, peuvent ici ce qu'elles peuvent ailleurs.

V

Ce que nous avons dit et redit jusqu'ici sur les effets généraux et locaux obtenus par la médication de Vals nous dispense d'entrer dans des détails circonstanciés sur le sujet présent.

Si les dermatoses à combattre ne sont pas la manifestation lointaine ou rapprochée d'un vice intérieur, d'une diathèse quelconque, on les voit disparaître fréquemment sous l'influence des médications balnéo-thérapiques dont nous disposons. Le bain rouge arsenico-ferrugineux possède des propriétés incontestables pour amener à réparation prompte les éruptions vésiculeuses, pustuleuses..... qui s'éternisent sur le derme. A chaque nouvelle saison, nous constatons l'efficacité exceptionnelle de ce bain.

On peut en dire autant de la boue Saint-Louis ; journellement nous l'employons dans notre pratique. Sous son influence, les squames, lichenoïdes, psoriasiques, les croûtes d'eczéma, d'impétigo disparaissent. L'eau et la boue arsenico-ferrugineuses sont un excellent détersif. Depuis longtemps, la Dominique, congénère de la Saint-Louis, a la réputation méritée de guérir les blépharites chroniques.

Nous n'avons pas à aborder ici l'étude des manifestations cutanées en général, rangées par M. Bazin en grandes classes, et dont certaines réclament la médication alcaline. Chaque médecin, étant donnée la connaissance de la nature des eaux de Vals, peut se guider sans secours. Nous nous attachons à recommander principalement le bain et la boue Saint-Louis comme puissant modificateur local à employer dans les dermatoses résistantes. Nous retirons de cet agent nouveau des résultats encourageants non-seulement dans la saison thermale, mais dans notre pratique journalière.

Quant aux conséquences cutanées d'un état pléthorique, de troubles digestifs, hépatiques, de nature hémorrhoïdaire, selon une expression consacrée..... les bi-carbonatées d'un côté, les arsenicales ferrugineuses de l'autre, prises en boisson, satisfont à un large champ d'indications.

VI

Chloro-anémie.

A ces malades, ordinairement si susceptibles, à sensations si bizarres, à estomac si délicat, si névropathes enfin, Vals offre des ressources utiles et variées. On ne peut toujours administrer l'eau en boisson. Dès le début, pendant la cure par les moyens externes, il faut recourir au tâtonnement le plus patient dans l'administration des plus petites doses de nos eaux à l'intérieur.

A côté de notre hydrothérapie complète, la sédation

du bain rouge nous est connue. En deux mots : les chloro-anémiques s'améliorent souvent sous nos yeux ; d'autres, pour une part notable, n'éprouvent que chez eux les effets de leur traitement dans la station.

Quant à la chlorose, simple anémie, elle a un spécifique dans les eaux arsenicales ferrugineuses.

Fièvre intermittente. — Infection paludéenne, miasmatique, tellurisme.

Depuis que nous avons appelé l'attention publique sur les propriétés reconstituantes et fébrifuges des eaux arsenico-ferrugineuses de Vals, en 1862, l'affluence des malades n'a cessé de croître.

L'hydrothérapie, dont la station ne disposait pas, il y a douze ans, est venue apporter un puissant élément de guérison de plus.

Sous l'influence de ces eaux, la cachexie paludéenne disparaît avec une étonnante promptitude. Des milliers de malades et des médecins nombreux en sont les témoins. Ces eaux peuvent être considérées comme un spécifique dans les états cachectiques, d'anémie ultime qu'engendrent l'infection paludéenne et toutes les influences miasmatiques. On voit des rates, des foies, subir des retraits considérables et la santé revenir d'une façon qui tient du merveilleux. Les médecins de l'Algérie, ceux des contrées fiévreuses du Gard, de l'Hérault, le savent bien ; aussi, voit-on chaque année, cette clientèle d'empoisonnés par les miasmes, augmenter en nombre. Le spectacle de ce qui se passe depuis longtemps sous nos yeux nous permet de répéter ici ce que nous avons écrit ailleurs, que plus la cachexie était profonde, plus il fallait compter sur un succès éclatant. Cette proposition est vraie dans les limites du possible. Elle ne tend que plus à réveiller nos regrets de n'avoir pu obtenir encore que nos soldats, épuisés par la fièvre des pays chauds viennent, sous le beau ciel de Vals, bénéficier de cette médication si puissante.

Albuminurie par néphrite.

Les médecins nous consultent souvent sur les résultats à attendre de Vals dans cette maladie.

La reponse ne peut être catégorique, subordonnée qu'elle est aux conditions si variables que peut présenter le malade.

Il semblerait que le parenchyme du rein doit être accessible aux propriétés générales de nos eaux bicarbonatées, plus encore qu'un autre organe, puisqu'il est le passage de presque toute l'eau ingérée ; nous ne pouvons nier qu'il n'en soit ainsi, peut-être même cet accès trop facile du rein par nos eaux bicarbonatées est-il la cause de résultats si peu satisfaisants obtenus avec cette longue classe d'agents.

De l'observation des cas relativement nombreux d'albuminuriques que nous avons reçus à Vals depuis plus de vingt ans, nous tirons cette conclusion que l'eau arsenico-ferrugineuse est, dans une très grande proportion, la seule qui leur soit salutaire. Si Vals n'avait que ses eaux bi-carboneatées peut être faudrait-il renoncer à lui adresser un seul de ces malades.

Nous n'avons en vue, bien entendu, que les eaux en boisson, car les bains, l'hydrothérapie ont leur rôle réservé si l'état général le permet.

En résumé, dans la néphrite albimuneuse, nous n'avons pas vu disparaître l'albumine des urines, mais nous avons constaté un remontement général fréquent par nos eaux arsénicales-ferrugineuses.

Diabète albuminurique.

Il est une autre forme d'albuminurie mieux dénommée diabète albumineux. Comme la glucosurie, ce dernier est tributaire de toutes les eaux de Vals, selon l'état actuel du sujet.

Diabète glucosurique.

Pour cette affection d'essence encore si inconnue et peut-être si multiple, il ne règne aucun doute dans ses rapports avec Vals. On peut avancer d'une ma-

nière très générale, que le diabétique se retire très
satisfait de sa cure. Bien des diabétiques nous ont
consulté après avoir suivi des traitements ailleurs,
nous ne nous en rappelons aucun qui n'ait été plus
satisfait de Vals.

Le dosage du sucre est très incertain à cause de
l'impossibilité à peu près complète de placer le malade dans les mêmes conditions physiques et morales
pour chaque expérimentation. Quant à nous, péné-
tré de ces difficultés, nous recommandons aux malades que nous voulons observer, une nourriture à
peu près la même que les jours précédents et nous
les chargeons de recueillir l'urine qu'ils émettent le
matin après avoir toutefois rejeté celle qu'ils émettent au saut du lit. C'est donc sur l'urine de la seconde miction de la journée que nous opérons. Il
serait long de justifier ce procédé que tout médecin
appréciera du reste.

Le sucre disparaît rarement, mais rarement il
augmente malgré la latitude alimentaire ; nous avons
constaté quelquefois la disparition complète ; mais
nous n'y comptons pas. Notre espoir, espoir bien
motivé, c'est de renvoyer parfaitement remontés, les
diabétiques arrivés si faibles, si peu valant, avec des
apparences de force et de robusticité. Nous apaisons
la soif qui les dévore, nous leur donnons le sentiment de leur énergie.

Nos eaux alcalines ne remplissent pas seules les
indications fournies par l'état diabétique ; l'eau arsenico-ferrugineuse apporte son concours. Il n'est pas
le moins efficace. Nous laissons rarement un diabétique quitter la station sans lui administrer ces eaux
quelques jours.

Vu dans les circonstances ordinaires où il se présente à Vals, le diabétique peut compter, nous nous
plaisons à le répéter, sur une amélioration qui fait
rarement défaut, temoin, le bon nombre de diabétiques qui après avoir gagné, dans une première cure,
l'amélioration désirée, reviennent chaque année,
maintenir leur ancien succès et prévenir le retour
des anciens symptômes ; témoin encore le nombre
considérable de ceux qui, *remontés* par la première
cure, sont assez satisfaits du premier résultat et de-
meurent chez eux, gardant leur mal, mais n'en
souffrant pas assez pour se décider à un second
voyage à Vals. Dans une très-forte proportion, nos
glucosuriques sont des dyspeptiques spéciaux. Vals
les améliore.

Obésité.

Maigreur ou obésité, deux résultats d'une amélioration vicieuse. Leur traitement rentre dans les
considérations générales que ce sujet nous a forcé
de rappeler souvent, touchant la thérapeutique de

Vals. Nous enregistrons fréquemment des améliorations dans ces états si pénibles qui conduisent à l'obésite vraie ; mais il y a loin de ces résultats à la guérison radicale qu'il faut se garder de faire miroiter aux yeux des malades ; l'obésité est, en effet, une de ces affections nombreuses qu'il faut savoir combattre toute la vie et contre laquelle le temps et une hygiène bien entendue sont le plus puissant remède.

TABLE DES MATIÈRES

CHAPITRE Ier

CHAPITRE II

I

Maladies des organes de la digestion.

II

Maladies des annexes des organes de la digestion.

III

Maladie des organes génito-urinaires.

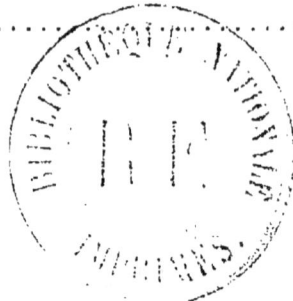

Privas. -- Imprimerie du « Patriote », brevetée.

www.ingramcontent.com/pod-product-compliance
Lightning Source LLC
Chambersburg PA
CBHW070805210326
41520CB00011B/1831